AF500329

M. LE Dr P. DIDAY

NOUVEAU SYSTÈME D'ASSAINISSEMENT DE LA PROSTITUTION

PARIS
G. MASSON, ÉDITEUR
LIBRAIRE DE L'ACADÉMIE DE MÉDECINE
17, PLACE DE L'ÉCOLE-DE-MÉDECINE, 17

MDCCCLXXIV

Dr P. DIDAY.

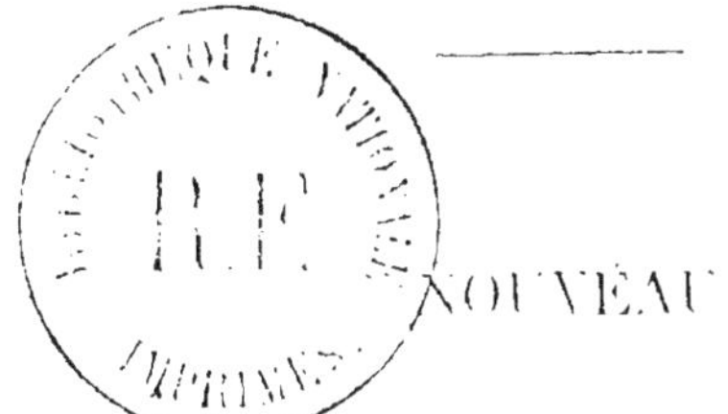

NOUVEAU

SYSTÈME D'ASSAINISSEMENT

DE LA PROSTITUTION.

§ I. *Considérations préliminaires.*

L'extinction des maladies vénériennes, jadis entrevue, annoncée même comme un fait réalisable à courte échéance, n'a pas avancé d'un seul pas. Malgré les progrès accomplis dans la pathogénie et la thérapeutique spéciales, malgré le perfectionnement de la police sanitaire, le nombre des maladies vénériennes ne diminue point, et leur gravité demeure sensiblement la même.

Cet insuccès avéré, constant, de tant d'efforts persévérants et consciencieux ne prouve-t-il pas que la pensée qui inspire ces efforts est erronée, que le système qu'ils servent pêche par la base?... C'est là mon opinion.

Selon moi, jusqu'à présent on s'est trompé :

1° Sur le caractère des prostituées (tant inscrites que

clandestines), principaux agents de la propagation des maladies vénériennes;

2° Sur la marche et sur la curabilité de ces maladies et notamment de la plus sérieuse d'entre elles, de la syphilis.

Je m'explique :

Lorsqu'on veut trouver le moyen d'agir efficacement sur une personne, il faut l'étudier, il faut, pour ainsi dire, se mettre à sa place, et non commencer par se poser en antagonisme avec elle. Ainsi, pour les prostituées, au lieu de les déclarer, à priori, inconséquentes, dissimulées, indisciplinables, on eût dû chercher, de bonne foi, pourquoi jusqu'à présent elles ont manifesté ces singuliers attributs vis-à-vis des mesures instituées envers elles. Au lieu de se demander : « Comment les astreindre à subir le traitement? » peut-être le législateur aurait-il mieux fait de se dire: « Comment les amener à accepter, à désirer ce traitement? »

N'oublions pas, en effet, que, tout vil qu'il soit, c'est un métier qu'exercent ces malheureuses. Or, ce métier, leur unique gagne-pain, où elles trouvent à la fois lucre et distraction, sinon plaisir, ce métier, le séjour à l'hôpital y met obstacle. Aussi ne doit-on pas s'étonner des ruses, de l'habileté qu'elles mettent en œuvre pour l'éviter, ou, quand elles n'ont pu mieux faire, pour l'abréger. Ce sentiment, très-préjudiciable à la société, je le reconnais, mais très-naturel chez celles qui l'éprouvent, engendre comme conséquence un double fait : 1° la répugnance des prostituées inscrites à se présenter à la visite, lorsqu'elles se savent malades; 2° l'éloignement des prostituées clandestines à se faire inscrire, c'est-à-dire à s'assujettir à la visite ; car, justement appelées *sanitaires* par rapport à la société, ces visites, pour elles, ne sont que vexatoires, puisqu'elles ne servent qu'à décider de leur liberté ou de leur emprisonnement, et d'un emprisonnement qui, par sa publicité ainsi que par les compagnes qu'il leur impose, les dégrade et les compromet pour le reste de leur vie.

D'autre part, la gravité de cette peine, c'est-à-dire la durée de cette séquestration, est encore augmentée par l'idée que, en général, les médecins se font de l'évolution de la maladie et de la manière dont ses diverses lésions sont influencées par les agents médicamenteux en notre pouvoir. Ainsi l'opinion qui a cours sur ces matières est :

Qu'il est possible de guérir radicalement la syphilis par un seul cours mercuriel, pourvu que cette médication soit suffisamment prolongée (4, 5, 6 mois); — que la syphilis ne peut guérir, ne doit être réputée guérie radicalement que si elle a été l'objet d'une semblable médication ; — que les lésions locales (notamment les plaques muqueuses de la vulve et de la bouche) peuvent bien céder à l'emploi des astringents ou des caustiques, mais qu'on n'est assuré de leur guérison complète que si un traitement général a été suivi pendant le temps réglementaire.

Ces données sont-elles fondées ? Ce n'est point ici le lieu de l'examiner. Mais ce qu'il y a de certain, c'est que, prises pour règle de conduite par un médecin d'hôpital, elles ont pour effet de prolonger la durée du séjour qu'on y impose aux prostituées reconnues syphilitiques; de prolonger ce séjour au delà du temps exigé pour le traitement d'un client ordinaire, en ville ; de le prolonger même après la disparition des accidents locaux, visibles ; de le prolonger par conséquent longtemps encore après que la femme a cessé d'être l'agent possible d'une contagion : toutes circonstances qui ajoutent à l'apparence vexatoire de l'hospitalisation et expliquent l'horreur que, ainsi comprise et ainsi pratiquée, elle inspire à ses malheureuses tributaires.

Les prostituées, on le voit, ne sont point aussi inconséquentes que leurs historiens veulent bien le prétendre.

Mais allons jusqu'au bout.

Si, pour elles, la reclusion à l'hôpital est une cause positive de chômage, la maladie en est bien une aussi. Et ce second obstacle, quoique de plus courte durée, quoique plus facile à tourner que le premier, n'en est pas moins réel, pas moins pénible pour elles ; car il leur nuit non-seulement au moment présent, par la douleur que, pendant le coït elles ressentent de ce mal et par la répugnance qu'il inspire, mais aussi plus tard par la méfiance, les soupçons qu'entraîne sa divulgation, par le désachalandage, en un mot, sans compter les vengeances auxquelles elles sont aussi exposées de la part de ceux qu'elles ont infectés. Elles le sentent donc parfaitement, cet obstacle à leur commerce. Et si on les voit le plus souvent agir comme si elles n'en tenaient aucun compte, si elles dissimulent leur mal au risque de le laisser aggraver, ce n'est pas qu'elles y soient indifférentes : non, c'est tout simplement parce qu'elles ne peuvent pas le déclarer sans s'exposer à coup sûr aux conséquences ci-dessus énoncées ; et parce que, en gardant la maladie plutôt que d'accepter le remède tel qu'il leur est imposé, elles ne font que se conformer au précepte pratique : « De deux maux il faut choisir le moindre ! »

Voyons maintenant la contre-partie :

Supposons que, en se rendant *au Bureau des mœurs*, elles sachent y trouver non pas seulement des médecins qui les inspectent, mais des médecins qui les traitent, qui, s'il est possible, les traitent de manière à les dispenser de l'hôpital. Alors, naturellement, elles mettront plus de bonne volonté à se faire visiter. Elles viendront d'elles-mêmes à la visite, et elles y viendront au début même du mal, leur empressement à le signaler dès son apparition et leur régularité à revenir ensuite le faire soigner 2 ou 3 fois par semaine étant, on le leur fera aisément comprendre, la condition au prix de laquelle elles pourront être exemptées du séjour à l'hôpital.

Dans ce système, les visites répondront donc à une double nécessité ; ou plutôt il y aura, par le fait, deux sortes de visites : celles de *surveillance*, celles de *traitement*.

Or, si les sujets inspectables n'ont plus peur de se faire inspecter, si l'on peut compter qu'elles s'y décideront avec moins de résistance, les visites de surveillance pourront être plus espacées et les visites de traitement plus rapprochées. Par conséquent, on ne verra plus, comme cela est à présent la règle partout, un médecin perdre 3 ou 4 heures à examiner une centaine de filles, pour en trouver à peine 5 ou 6 malades ou suspectes ; et le temps qu'il emploie à cette besogne stérile, il le consacrera à intervenir activement par la thérapeutique dans des visites obligatoires elles aussi, et réitérées à aussi court intervalle qu'il le jugera nécessaire, quotidiennes parfois s'il le faut.

Je ne supprime point pour cela l'hospitalisation. Non : elle doit rester, elle restera ; d'abord comme un moyen de traitement indispensable dans certains cas déterminés que nous allons bientôt étudier. Elle restera surtout comme une perspective utilement effrayante, comme un moyen comminatoire pour celles des prostituées qui, ayant des maladies susceptibles d'être guéries en ville, en compromettraient le traitement par leur négligence à venir s'y faire soigner.

Ainsi que dans tous les systèmes pénaux bien ordonnés, l'hôpital aurait donc le caractère de ces mesures qui servent à prévenir les infractions autant pour le moins qu'à les punir. On saurait qu'il est le plus souvent possible de l'éviter au prix de quelque exactitude, de quelque régularité ; et l'influence préventive d'une pénalité éventuelle serait beaucoup plus efficace que celle d'une correction qui, comme cela a lieu maintenant, atteint toutes les délinquantes, quelle que soit la légèreté de leur faute, quelque innocente, involontaire qu'en ait été l'origine, quelque bonne volonté qu'elles aient mise à en empêcher les effets aussitôt qu'elles ont pu les apercevoir.

§ II. *De l'inscription des prostituées.*

Est dite prostituée toute femme *qui se donne à quiconque la paye.* — La quotité du prix n'y fait rien. Toutes doivent être assujetties aux mêmes mesures sanitaires sans autres différences que celles propres à rendre ces mesures plus effectivement applicabl s selon les circonstances.

Les femmes qui déclarent exercer cette profession doivent, sous le rapport des garanties qu'elles sont tenues de fournir, être assimilées aux commerçants. L'autorité a donc le droit de veiller, ici comme dans les autres espèces de négoce, à ce que la marchandise livrée ne soit pas d'une nature préjudiciable à la santé du consommateur.

Celles qui ne se déclarent pas doivent être assimilées aux fraudeurs. La découverte de cette fraude regarde presque exclusivement la pol ce, soit qu'elle procède par constatation directe du fait, soit que les habitudes, les allures, l'absence de tout autre moyen de subvenir à ses besoins créent pour telle ou telle femme une suspicion suffisamment légitime. Parmi ces éléments d'enquête, peut et doit figurer la multiplicité des maladies vénériennes comptées pendant un laps de temps déterminé. — Dans de telles conditions, la fille est inscrite d'office.

Mais ce concours de circonstances se présentant rarement, la constatation, et par conséquent la répression ou l'assainissement de la prostitution clandestine reste au nombre des desiderata à la fois les plus importants et les plus difficiles à réaliser. Le règlement qu'on va lire se propose d'atteindre ce but d'une manière indirecte mais sûre, en inspirant aux prostituées clandestines *le désir* de passer à l'état de prostituées inscrites, et d'être soumises non-seulement à une surveillance régulière, mais aussi à des soins réguliers en cas de maladie.

§ III. *Règlement.*

Art. 1er. Dans toute ville de plus de dix mille âmes, il est établi un *Dispensaire spécial*, auquel, outre le personnel de service, seront attachés des médecins en nombre proportionnel avec le chiffre de la population, et choisis de façon à ce que leur domicile corresponde autant que possible aux divers quartiers de la ville.

Art. 2. Ce Dispensaire sera ouvert au traitement gratuit des maladies vénériennes, pour les personnes des deux sexes, tous les jours, savoir: de 8 à 9 heures du matin, pour les malades libres; et de 9 à 11 heures pour les prostituées inscrites, soit en maison, soit libres. Le service y sera fait par tous les médecins à tour de rôle.

Art. 3. Les médecins du Dispensaire devront, en outre, tenir tous les jours, pendant une heure au moins, chez eux, une consultation gratuite pour les maladies vénériennes.

Art. 4. Les filles inscrites, en maison, sont tenues de se présenter, malades ou non, tous les 15 jours, au Dispensaire, pour y être examinées. — Les filles inscrites, libres, sont assujetties à la même visite tous les 15 jours; mais elles pourront, à leur gré, la subir soit au Dispensaire soit à la consultation gratuite au domicile de l'un des médecins du Dispensaire.

Art. 5. Lorsqu'une prostituée sera reconnue être malade, le médecin aura à décider, d'après une *instruction* annexée à ce règlement, si elle doit être envoyée à l'hôpital ou si elle peut être traitée en ville (soit au Dispensaire, soit aux consultations gratuites). — L'envoi à l'hôpital, qui n'a pas été prononcé tout d'abord, peut, selon les circonstances, être ordonné à l'une des visites ultérieures.

Art. 6. Tant que le médecin jugera que le traitement peut être continué en ville, il écrira sommairement sur une carte remise à la malade le siége, la nature de son mal, ainsi que le jour où elle sera tenue de revenir. Cette indication sera répétée sur un registre qui reste, selon le cas, soit au Dispensaire, soit chez le médecin qui aura commencé le traitement. La malade qui, sans motifs valables et dûment certifiés, ne se sera pas représentée au jour fixé par le médecin, ou qui, se présentant chez un autre médecin, aura omis de lui apporter la carte indicative délivrée par le premier, sera passible de peines parmi lesquelles figurera en première ligne l'envoi à l'hôpital.

Art. 7. Tous les huit jours, les médecins adresseront au bureau du Dispensaire le relevé des visites, soit de surveillance, soit de traitement, qu'ils auront faites chez eux. — Ils y transmettront également, et sans retard, le nom des filles dont ils auront ordonné l'envoi à l'hôpital, ainsi que de celles qui ne seront pas revenues aux jours fixés, pour suivre le traitement.

Les notes des médecins, collationnées, feront reconnaître si ces filles ont cessé de se faire soigner, ou si elles ont simplement changé de médecins; et il sera pris, en conséquence, contre les délinquantes telles mesures que de droit.

Art. 8. Tous les vénériens, sans distinction, traités au Dispensaire ou chez les médecins, pourront, en cas d'indigence, recevoir tout ou partie des médicaments nécessaires à leur guérison. — Il pourra, dans les mêmes conditions, leur être délivré des *bons* de pain et de viande.

Art. 9. Une prime de 10 fr. est accordée à toute femme qui, spontanément, se sera fait inscrire, pourvu qu'il soit prouvé par enquête qu'elle vit, depuis un temps déterminé, dans les conditions qui motivent cette mesure. Les prostituées inscrites, en cas d'indigence, auront droit aux visites du médecin du dispensaire ainsi qu'aux médicaments, dans leurs maladies de toute espèce.

Art. 10. Les filles, inscrites ou non, reconnues atteintes de maladie vénérienne, qui exprimeront le désir d'entrer à l'hôpital, y seront, sur leur demande, admises immédiatement et traitées dans une salle spéciale. Dans ce cas, une tolérance plus grande pourra être apportée à les en laisser sortir avant guérison complète, à la condition par elles de continuer exactement leur traitement en ville, sous les peines spécifiées ci-dessus.

Art. 11. Des permissions de sortie temporaire, pour quelques heures, contre le dépôt d'un objet de prix, laissé en nantissement pour garantir la rentrée, pourront être accordées à celles des filles qui, traitées à l'hôpital, auront mérité cette faveur par leur bonne conduite, et seront reconnues n'avoir aucune lésion susceptible, pendant leur sortie, d'occasionner une transmission morbide.

Art. 12. Sera envoyée d'office à l'hôpital toute fille: 1° qui aura été reconnue avoir contaminé un individu; 2° qui aura manqué, étant malade, à l'une des visites, soit au Dispensaire, soit chez les médecins, aux jours qui lui avaient été marqués pour s'y rendre, sans avoir justifié de motifs valables la retenant chez elle et avoir, dans ce cas, envoyé au Dispensaire, avant midi, l'adresse où le médecin pourra aller la voir.

§ IV. *Instruction.*

(Cette instruction, destinée aux médecins des Dispensaires spéciaux, n'a rien d'impératif. Elle est uniquement destinée à expliquer le sens dans lequel ils pourront le mieux appliquer le système nouveau, mais les laisse absolument libres d'agir selon les indications particulières et d'après les inspirations de leur conscience.)

Les soins que les vénériens de tout sexe et de toute condition reçoivent au nom de l'intérêt public ont pour objectif principal de neutraliser aussi vite et aussi complétement que possible la propriété contagieuse de leurs lésions.

Par conséquent c'est la possibilité ou la difficulté d'atteindre ce but qui doit surtout guider le médecin lorsqu'il a à décider s'il traitera une malade en ville ou s'il l'enverra à l'hôpital. La nature, l'acuité, la durée prévue de telle ou telle maladie, son impressionnabilité aux remèdes constituent l'un des éléments de cette appréciation. Un autre élément essentiel consiste dans le caractère, la docilité, la situation sociale des malades.

Il importe de faire comprendre aux malades, dès la première visite, de leur expliquer avec clarté et avec douceur : que, en se rendant régulièrement, soit au Dispensaire, soit chez le médecin ils peuvent espérer une prompte guérison; qu'ils seront ainsi affranchis d'un séjour pénible à l'hôpital; que, dans la très-grande majorité des cas (8 fois au moins sur 10) ni la maladie ni le traitement ne les obligent à suspendre leur travail d'artisan ; que le coït, qui d'ailleurs infecterait des innocents, est pour eux une cause infaillible d'aggravation en intensité et en durée de leur mal. — Pour les prostituées, on pourra ajouter à ces explications que, en laissant par leur négligence ou leur indocilité leur mal s'exaspérer, elles s'exposent à être envoyées à l'hôpital ; qu'on s'engage, du reste, à leur faire connaître, dès qu'il sera venu, le moment où leurs lésions auront cessé d'être contagieusese

Dans la plupart des cas, il conviendra d'essayer d'abord. le traitement en ville et de n'ordonner le séjour à l'hôpital que si, par le fait de la nature même de l'affection ou par la faute du malade, on reconnaît, à l'aggravation du mal, la nécessité de recourir à cette dernière mesure.

Doivent toujours être envoyées à l'hôpital les malades qui en font la demande.

Passons maintenant en revue les diverses maladies vénériennes, en les examinant au double point de vue de leur contagiosité, et de l'opportunité de les traiter soit en ville, soit à l'hôpital. Cet examen, bien entendu, ne porte que sur les maladies des femmes.

Blennorrhagie.

La vaginite et l'urétrite sont, en tant qu'agents de contagion, des maladies essentiellement dangereuses.

D'abord, même à l'état aigu, — notamment l'urétrite, — elles ne mettent aucun obstacle à l'accomplissement du coït. Puis elles sont on ne peut plus aisées à dissimuler. Enfin, très-souvent elles passent et parfois en quelques heures d'un état où l'on était fondé à les déclarer inoffensives à un état de contagiosité réelle.

Pour constater si cette maladie existe chez les prostituées, il importe : 1° de ne procéder à leur examen, lors des visites de quinzaine, qu'après les avoir laissé attendre, pendant au moins une heure, dans un local où elles seront surveillées de manière à ne pouvoir ni s'essuyer, ni se laver, ni uriner ; 2° de renvoyer à un nouvel examen, à faire dès le lendemain, les filles chez qui l'examen du vagin, de l'urètre y ferait découvrir les traces d'une injection récemment pratiquée ou de l'urine récemment expulsée.

La vaginite et surtout l'urétrite aiguës sont les maladies qui nécessitent le plus impérieusement le séjour à l'hôpital. Et cela, d'abord parce qu'elles sont essentiellement contagieuses ; puis parce qu'elles peuvent être promptement et radicalement guéries par des moyens thérapeutiques (bains, boissons délayantes; plus tard copahu, injections astringentes), moyens qui n'ont de succès qu'à la condition d'être appliqués très-régulièrement, et dont l'exécution en ville est difficile à effectuer et plus difficile encore à contrôler.

Quant à la métro-vaginite *chronique* des prostituées, elle mérite sans doute un traitement actif; et sans doute, quand son produit de sécrétion offre les caractères de la transmissibilité, il convient d'essayer de le tarir par un traitement topique méthodiquement et régulièrement exécuté, tel qu'on peut le suivre à l'hôpital. Mais si le mal a résisté à 6 ou 8 semaines de cette médication, — qui, d'ailleurs, l'aura certainement atténué, — il ne faut pas s'opiniâtrer. Le séjour de l'hôpital avec sa reclusion, l'atmosphère malsaine, le régime ténu qu'il implique, avec la dépression morale qui, dans ce cas, l'accompagne souvent, engendre une anémie qui fait plus pour entretenir la leucorrhée que les topiques ne peuvent faire pour la détruire. Il vaut mieux indiquer aux filles atteintes de cette infirmité quelques injections d'une composition simple, d'une exécution facile, à faire quotidiennement, surtout avant le coït, et les laisser libres de veiller elles-mêmes à cette hygiène qui leur est si utile, sauf à revenir prendre de nouveaux conseils au Dispensaire ou aux consultations en ville, dans le cas d'une exaspération phlegmasique tant soit peu aiguë, tant soit peu durable.

Chancrelle.

Le but capital du médecin étant de tarir le plus vite possible la source contagieuse, la cautérisation de l'ulcère se présente en première ligne pour remplir cette indication. Or, selon la période à laquelle l'ulcère se trouve au moment où on le voit pour la première fois, la cautérisation doit être ou destructive, ou simplement modificatrice.

Chez les malades autres que les prostituées, la cautérisation destructive ne doit guère être employée que comme agent abortif. En effet :

La chancrelle ne dure en moyenne, que de 4 à 5 semaines.

Or la cautérisation destructive produit une plaie qui exige pour sa guérison plus ou moins de temps, selon la largeur de l'ulcère cautérisé, c'est-à-dire selon la date plus ou moins ancienne de cet ulcère au moment où on l'a cautérisé.

Supposons, par exemple qu'au moment où le médecin l'a vue pour la première fois, la chancrelle datât de 12 jours et eût eu le temps d'acquérir 12 millimètres de diamètre. Évidemment ce serait un mauvais calcul que d'entreprendre, dans ces conditions, sa cautérisation abortive ; car la plaie résultant d'une application caustique aussi large et aussi profonde qu'il faudrait la pratiquer demanderait bien, pour se fermer, une vingtaine de jours. Or ces 20 jours additionnés aux 12 jours déjà écoulés lors de la cautérisation forment un total de 32 jours, juste la moyenne du temps requis pour qu'une chancrelle guérisse, sans cautérisation, par l'emploi de topiques simplement astringents. Qu'aurait donc gagné malade, à ce compte ?

Mais cette méthode, ainsi condamnée s'il était question d'un malade ordinaire, doit au contraire être préférée quand il s'agit d'une prostituée, chez qui le but principal est d'empêcher qu'elle soit un moyen de transmission du mal ; car il n'est aucune médication qui neutralise aussi complétement et aussi sûrement que la cautérisation le principe contagieux de la chancrelle.

Donc, cautérisation par la pâte de Canquoin de toute chancrelle génitale ou périgénitale, lorsqu'on peut constater qu'il n'en existe pas simultanément d'autres dans des régions difficilement accessibles au caustique, et dont la sécrétion, venant ensuite à baigner les plaies résultant de la cautérisation, pourrait réinoculer celles-ci.

La cautérisation destructive, ainsi pratiquée, dispense, bien entendu, du séjour à l'hôpital. Une exception doit être faite pour les chancrelles du col utérin, ou des plis de l'anus. Ces chancrelles, en effet, exigent, soit pour guérir, soit surtout pour que la sécrétion contagieuse soit constamment neutralisée à leur surface, exigent, dis-je, des soins minutieux, assidus, pour la stricte exécution desquels il serait d'autant plus imprudent de compter sur l'entourage ordinaire des filles, que les ulcères de ces deux régions ne les empêchent point de se livrer au coït, éventualité dangereuse contre laquelle la reclusion à l'hôpital donne seule des garanties certaines.

Doivent également être envoyées à l'hôpital les chancrelles frappées de phagédénisme; car le repos, le régime, les bains, l'exactitude et la perfection des pansements, etc. sont les conditions essentielles de l ur thérapeutique, conditions qui ne sauraient être remplies dans le milieu où se trouvent nos malades.

Hors ces siéges exceptionnels ou cette forme insolite, les chancrelles vulgaires de la vulve, des grandes lèvres, des cuisses, du pénil peuvent parfaitement être traitées au Dispensaire, soit par la cautérisation destructive, ainsi qu'il a été dit ci-dessus, soit par l'attouchement avec le crayon de nitrate d'argent, répété tous les deux jours. Un peu d'habitude aura bientôt mis le médecin à même de donner au temps d'application du crayon une durée suffisante pour que l'eschare qui résulte de cette application ne soit tombée qu'au bout de 48 heures, au moment de la visite suivante. Dix à douze séances ainsi échelonnées régulièrement de 2 en 2 jours suffiront, dans la très-grande majorité des cas, pour amener à l'état de plaie simple, c'est-à-dire désormais inoffensive, des chancrelles qui, d'ailleurs, par ce procédé auront été, pendant leur cours, maintenues exemptes de toute propriété contagieuse.

Bubon.

Il n'y a lieu de mentionner ici que les bubons chancrelleux, car eux seuls sont un agent de contagion. Or, la douleur et la réaction fébrile qui en sont la conséquence, les larges plaies contagieuses auxquelles ils donnent lieu, la difficulté qu'il y aurait à maintenir pendant toute leur durée à l'état de surfaces non contagieuses ces plaies sinueuses, sont autant de raisons pour que les malades porteurs d'une telle lésion soient envoyées à l'hôpital, dont en pareil cas, du reste, elles sont les premières à désirer le séjour.— Une exception pourrait être faite pour celles qui seraient en état de recevoir chez elles les soins réguliers du médecin.

Syphilis.

Au point de vue qui nous préoccupe spécialement, c'est-à-dire au point de vue de sa transmissibilité, la syphilis peut être divisée en deux périodes chronologiques se succédant l'une à l'autre et de durée très-inégale.

La première comprend l'évolution du chancre et de la première poussée secondaire, laquelle survient au terme, à peu près fixe, de six semaines.

La deuxième comprend tout le cours ultérieur de la maladie.

Or, pendant la première période, il existe constamment quelque lésion contagieuse. C'est d'abord le chancre ; plus tard les premières plaques muqueuses ; et, naissant entre ces deux lésions, entre les accidents primitifs et les secondaires, ceux dits *successifs*, ces érosions ou même ces simples érythèmes sécrétants qui se produisent si souvent dans le voisinage du chancre aussitôt après sa cicatrisation; lésions d'autant plus importantes à connaître et à réprimer que, très-bénignes, insignifiantes en apparence, non douloureuses, elles n'éveillent point l'attention du malade, qui, à ce moment, se trouve avoir hâte d'en finir avec la continence que le chancre lui a imposée.

La deuxième période, très-longue, se prolongeant en moyenne pendant 10 ou 12 mois, a un tout autre caractère. Parmi les lésions qui y éclatent, il en est beaucoup (les éruptions cutanées, l'onyxis, la syphilide plantaire et palmaire, les adénopathies, les céphalées, périostoses, etc.) qui, cliniquement, n'offrent aucun danger de contagion. D'autre part, même parmi celles qui sont éminemment contagieuses, je veux parler des plaques muqueuses, il n'y a de dangereuses sous ce rapport que celles siégeant sur les régions entre lesquelles, durant les rapports sexuels, s'établissent les contacts intimes, c'est-à-dire à la bouche et aux organes ano-génitaux. Enfin ces plaques muqueuses n'existent point continuellement ; elles s'effacent, puis reviennent de temps en temps, en moyenne 4, 5 ou 6 fois durant le cours d'une syphilis d'intensité ordinaire.

La conclusion à tirer de cette étude en découle d'elle-même. Si la syphilis était, comme on le croyait autrefois, une maladie dont on se rend maître par un traitement spécifique de 3 ou 4 mois, la déduction serait facile et l'indication toute simple : retenir pendant ce laps de temps à l'hôpital toute fille sur laquelle, primitif ou secondaire, on aurait découvert un symptôme syphilitique quelconque. — Mais personne, aujourd'hui, n'a plus cette conviction optimiste. Quelle que puisse être, doctrinalement, la vertu préservatrice attribuée aux spécifiques, on sait que, en fait, traitée ou non, toute vérole est sujette à récidiver. Aussi a-t-on avec raison cessé de considérer un traitement soi-disant complet comme une garantie de santé ultérieure; et sans négliger l'emploi concomitant des spécifiques, consacre-t-on, en hygiène spéciale, sa principale attention à surveiller, reconnaître et réprimer les lésions contagieuses qu'on sait pouvoir apparaître à n'importe quelle époque, après n'importe quel traitement.

Donc il est prudent, et par conséquent il est nécessaire d'envoyer à l'hôpital toutes les filles atteintes de *chancre* et de les y garder pendant un temps que j'évalue approximativement à 2 mois et demi ou 3 mois comptés à partir du début du chancre.

Passé ce terme, c'est-à-dire une fois qu'on a vu et réprimé la première éclosion des plaques muqueuses ano-vulvaires et buccales, il convient d'accorder aux malades leur sortie, en les éclairant sur la probabilité d'un retour de la maladie dans ces régions, en les avertissant que, dans le cas où quelque chose de semblable y reparaîtrait, rien ne serait plus facile que de les en débarrasser en une ou deux séances, au Dispensaire ou aux consultations, pourvu qu'elles s'y présentassent sitôt le mal aperçu, leur rappelant surtout que, en cas d'infraction à ce conseil, elles encourraient le renvoi à l'hôpital.

La thérapeutique des plaques muqueuses repose sur des principes et sur des moyens d'exécution.

Le traitement général a-t-il quelque influence pour abréger la durée de ces lésions et pour en empêcher le retour? Ceci est admis par la plupart des auteurs, nié cependant, formellement nié, par quelques autres.

Mais ce qui n'est ni contesté, ni contestable, c'est que si l'on se borne au traitement général, si l'on ne fait qu'administrer les spécifiques à l'intérieur, la durée des plaques muqueuses sera très-longue, indéfinie pour ainsi dire.

De là résulte, notamment pour la médecine des pros-

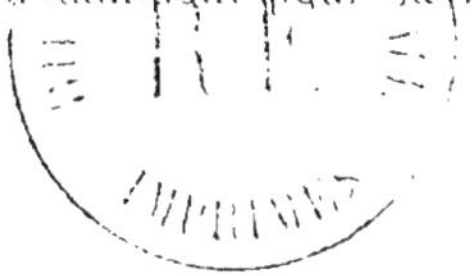

tituées, l'indication formelle d'appliquer aux plaques muqueuses une médication locale ; car à la lésion éminemment contagieuse il faut le traitement éminemment expéditif.

Or, on le sait, il serait illusoire de compter sur la régularité de ce traitement, s'il devait être exécuté à domicile, si l'on abandonnait aux filles le soin de faire les pansements nécessaires. C'est donc au Dispensaire ou à la consultation, par le médecin lui-même et à chaque visite, que le traitement local doit être appliqué.

Et il doit l'être, à chaque visite, de manière à neutraliser la propriété contagieuse de la plaque, pendant le temps qui s'écoulera jusqu'à la visite ultérieure.

C'est donc au médecin à proportionner, selon les circonstances particulières, l'énergie du pansement à la longueur de l'intervalle qu'il croira devoir mettre entre les visites ; ou, dans d'autres cas, si cela lui paraît plus pratique, plus en rapport avec certaines nécessités, à proportionner l'intervalle entre les visites à l'énergie du pansement qu'il aura cru devoir appliquer.

Les topiques efficaces contre la plaque muqueuse sont en grand nombre. Mais il est une préparation que nous recommandons de préférence: ce sont les solutions de sublimé. Elles ont, en effet, le triple avantage d'agir promptement et profondément ; de pouvoir aisément répondre par leur degré variable de concentration aux indications différentes résultant de l'état sec ou humide, écailleux, végétant, ulcéreux, sécrétant de la plaque ; enfin de ne tacher ni le linge ni la peau.

Le traitement sera modifié selon les diverses formes de la plaque muqueuse qui viennent d'être passées en revue. Mais une autre division, toute pratique, mérite d'être établie : c'est celle à faire entre les plaques muqueuses de la région ano-génitale et celles de la bouche.

Quant aux premières, elles offrent l'aspect typique, sont rarement le siége d'une véritable ulcération, le plus souvent un peu végétantes et parfois confluentes. L'humidité et la chaleur de la région les rendent très-perméables, spongieuses, *imbibables*, si je puis le dire, condition précieuse pour le succès des topiques liquides.

Là le traitement normal consistera à les toucher à plusieurs reprises successives avec un pinceau imbibé d'une solution de sublimé. Ayez quatre ou cinq flacons renfermant des solutions à titre progressif: au cinquième, au dixième, au vingtième, au trentième, au quarantième. On choisira entre elles selon la largeur, la saillie, la consistance des plaques, selon leur siége (cutané ou muqueux), selon la sensibilité de la région et celle du sujet, mais toujours en faisant l'attouchement assez fort, avec une solution assez concentrée, pour que l'état de surface cautérisée demeure substitué à l'état de surface syphilitique jusqu'à l'époque de la prochaine visite, c'est-à-dire pendant deux ou trois jours. Le médecin aura bientôt acquis l'habitude d'agir dans chaque cas de manière à remplir, sans trop la dépasser, cette indication capitale.

A la bouche, des conditions anatomiques différentes réclament un topique et un manuel opératoire nouveaux. Ici, à part les lésions de la surface extérieure des lèvres et du pli labio-mentonnier, c'est l'état ulcéreux qui prédomine. Or, à quelque degré que cet état se présente, simple dépolissure, érosion, exulcération, ulcération, perte de substance, il n'est justiciable que d'un seul agent, de celui auquel sa constante efficacité a justement valu le nom de spécifique, du nitrate acide de mercure.

L'application de ce caustique neutralise la contagiosité de la surface ulcérée pour un temps plus ou moins long, suivant qu'on a tenu en contact plus ou moins longtemps, qu'on a appuyé plus ou moins fortement sur l'ulcère, le corps porte-caustique (pinceau, boulette de charpie, allumette) imbibé de ce liquide. On peut donc, en usant de ce précieux agent, espacer impunément les visites à trois, quatre et même dans quelques cas à cinq jours d'intervalle. D'après mon expérience, deux, au plus trois séances de cautérisation, ainsi échelonnées, c'est-à-dire réitérées aussitôt que l'escharre résultant de la précédente est tombée, ont raison de toutes les plaques muqueuses buccales (1).

(1) Afin d'économiser le temps et d'éviter toute chance de laisser quelques lésions inaperçues, il importe, surtout pour la bouche, où ces lésions échappent si aisément au regard, que le premier médecin qui les a vues et cautérisées les signale distinctement à l'attention du collègue qui aura à les examiner à la visite suivante. Rien de plus aisé, au moyen de signes convenus, que d'écrire en peu de mots, en quelques lettres, cette mention sur le registre et sur la carte.

Ainsi, pour désigner une plaque siégeant au côté droit du frein de la langue, mettez ceci : « pl. c. d. fr. ling. » Si vous avez écrit : « ulc. pil. post. g., » votre successeur lira clairement sous cette abréviation l'indication suivante : « ulcère situé sur le pilier postérieur du voile du palais, du côté gauche. »

Il est entendu que cette mention du principal accident n'a pour but que d'empêcher de le méconnaître, mais que, celui-ci une fois vu et pansé, il n'en faudra pas moins, à chaque visite, chercher, par une exploration attentive, s'il n'en existe pas d'autres.

Cette exploration de la bouche constitue un art dont je ne renonce pas à tracer un jour les règles. En attendant je me borne à indiquer, dans l'ordre de leur fréquence, les divers sièges que les lésions syphilitiques affectent dans cette cavité :

Face interne des amygdales.
Piliers du voile du palais.
Face interne des lèvres.
Bords et pointe de la langue.
Dos de la langue.
Commissure des lèvres.
Face interne des joues.
Voûte palatine.
Face antérieure du voile du palais et luette.
Frein de la langue et ses bords.
Paroi postérieure du pharynx.
Replis glosso-épiglottiques.
Face postérieure du voile du palais. Gencives.

Il n'est pas inutile de demander que les locaux où ont lieu ces explorations reçoivent une lumière suffisante, j'entends par là une lumière surabondante.

Les poussées de syphilis constitutionnelle peuvent, selon leur importance, selon la situation pécuniaire, hygiénique du sujet, sa docilité, etc., exiger ou ne pas exiger le séjour à l'hôpital. Mais il est, à ce sujet, une différence que je tiens à bien spécifier : dans le traitement des lésions diverses qui constituent ces poussées (syphilides, onyxis, iritis, albuginite, céphalée, nodus, contractures, rhinite, anamnésie, etc.) on ne doit, pour prendre l'une ou l'autre décision, se laisser guider que par l'intérêt de la malade. Au contraire, s'il s'agit des plaques muqueuses génitales et buccales, le motif déterminant, alors, est l'intérêt de ceux qui peuvent être infectés par cette lésion.

Or, indolente, aisément dissimulable, sans influence sur la santé générale, éminemment contagieuse, cette lésion nécessiterait impérieusement la séquestration de tout sujet qui en est atteint, si, fort heureusement, ses dangers n'étaient pas compensés par l'extrême promptitude avec laquelle elle cède à une médication purement locale. C'est donc à la possibilité d'appliquer méthodiquement cette médication, en d'autres termes aux moyens d'obtenir des prostituées malades l'exactitude aux visites, que se réduit le traitement des plaques muqueuses, et que se résume aussi presque entièrement la police sanitaire relative aux maladies vénériennes.

Tel est l'ensemble des mesures dont l'exécution me semble devoir atteindre aussi complétement que possible le but vainement poursuivi jusqu'à ce jour. Je n'ajouterai qu'un mot : il est relatif à leur exécution même.

Sans doute, je suis convaincu autant qu'on puisse l'être de la supériorité de ma réforme sur l'ancien mode de surveillance et de répression sanitaires. Mais je suis non moins convaincu de la difficulté, quelque simple qu'elle paraisse, de faire adopter et surtout appliquer immédiatement cette méthode. Autre chose, en France, est de modifier les idées, autre chose de modifier les bureaux.

Or, le plan que je propose n'est pas plus un système d'une seule pièce que je ne suis, moi, un homme d'un seul mot. Ce système comporte parfaitement l'application de l'une seulement de ces parties. En attendant sa promulgation officielle, ceux de nos confrères qui le trouveraient juste peuvent donc en prendre l'esprit, sinon la lettre, pour règle de conduite. Le médecin d'hôpital qui ne prolongera pas le traitement général beaucoup au delà du temps nécessaire pour réprimer la poussée actuelle, qui apportera sa principale attention à guérir promptement, par une médication locale, les lésions contagieuses, agira dans le sens que j'indique. Entrera également dans mes vues le médecin nspecteur qui, doux et poli quoique ferme avec ses clientes spéciales, apportera une juste réserve à édicter leur envoi à l'hôpital, et prendra sur lui de donner parfois aux moins gravement atteintes quelques conseils simples susceptibles d'être exécutés chez elles. L'un et l'autre sont mes partisans, en effet, puisqu'ils travaillent à réaliser les deux objectifs essentiels de mon système : 1° rendre pour les prostituées l'hospitalisation plus rare et de plus courte durée ; 2° pousser les prostituées clandestines à moins redouter l'*inscription*, en leur montrant qu'elle n'est inconciliable ni avec le maintien de leur liberté, ni même avec la faculté de se faire traiter en secret.

J'ai dit que l'application de mon système peut être partielle ; je termine en ajoutant qu'elle se prêterait tout aussi bien à être temporaire. En effet, malgré les avantages que je lui reconnais, ce système a, sans doute, des lacunes et des inconvénients que l'expérience seule fera connaître. En même temps qu'elle les révèlera, l'expérience apprendra, je l'espère, à les neutraliser. Mais dussent-ils être jugés sans remède, dût ce système être en définitive abandonné, — on voit que je fais la concession forte, — ce n'en serait pas moins, selon moi, un grand bien qu'il eût été mis en œuvre pendant quelque temps. Outre les lumières que les hommes de science retireraient infailliblement d'un semblable essai (qu'on est toujours libre d'arrêter quand on veut), il ne serait pas sans utilité, à un autre point de vue, que les prostituées eussent vécu quelque temps sous ce régime ; qu'elles eussent été témoins des efforts que l'on fait pour améliorer leur situation ; qu'elles fussent enfin obligées de reconnaître elles-mêmes que si l'on en revient aux mesures de rigueur, ce n'est qu'après avoir vainement tenté d'obtenir d'elles, par les voies de douceur, les garanties que la société est en droit de leur demander.

Clichy. — Impr. Paul Dupont, 12, rue du Bac-d'Asnières.

www.ingramcontent.com/pod-product-compliance
Ingram Content Group UK Ltd.
Pitfield, Milton Keynes, MK11 3LW, UK
UKHW012306240726
13966UKWH00004B/1686

9 782011 924711